49 Recetas de Jugos Para Prevenir Cálculos Vesiculares:

Alimente a su Cuerpo Lo Que Necesita Para Deshacerse y Prevenir los Cálculos Vesiculares

Por

Joe Correa CSN

DERECHOS DE AUTOR

RECONOCIMIENTOS

Este libro está dedicado a mis amigos y familiares que han tenido una leve o grave enfermedad, para que puedan encontrar una solución y hacer los cambios necesarios en su vida.

49 Recetas de Jugos Para Prevenir Cálculos Vesiculares:

Alimente a su Cuerpo Lo Que Necesita Para Deshacerse y Prevenir los Cálculos Vesiculares

Por

Joe Correa CSN

CONTENIDOS

ACERCA DEL AUTOR

Luego de años de investigación, honestamente creo en los efectos positivos que una nutrición apropiada puede tener en el cuerpo y la mente. Mi conocimiento y experiencia me han ayudado a vivir más saludablemente a lo largo de los años y los cuales he compartido con familia y amigos. Cuanto más sepa acerca de comer y beber saludable, más pronto querrá cambiar su vida y sus hábitos alimenticios.

La nutrición es una parte clave en el proceso de estar saludable y vivir más, así que empiece ahora. El primer paso es el más importante y el más significativo.

INTRODUCCIÓN

49 Recetas de Jugos Para Prevenir Cálculos Vesiculares: Alimente a su Cuerpo Lo Que Necesita Para Deshacerse y Prevenir los Cálculos Vesiculares

Por Joe Correa CSN

Esta condición puede ser fácilmente reconocida por un dolor abdominal constante, especialmente en las partes traseras. Dependiendo de la causa, varía de un dolor leve a severo, que requerirá hospitalización. Pero hay una cosa en común para esta condición, y es que está casi siempre relacionada con una dieta pobre y hábitos alimenticios poco saludables.

La vesícula biliar se conecta al hígado a través de viaductos. Esta parte delicada de nuestro tracto digestivo es usualmente activado por hormonas para liberar bilis, cuando las grasas alcanzan el duodeno luego de una comida pesada. De esta forma, la vesícula ayuda directamente la digestión y descomposición de substancias.

Sin embargo, los estilos de vida poco saludables y los malos hábitos de alimentación, hacen que este proceso se dificulte. Las comidas que están repletas de grasas poco saludables y substancias procesadas artificialmente, hacen que este trabajo sea casi imposible. La consecuencia lógica es un bloqueo completo de los ductos biliares, y una inflamación e irritación severa del tejido circundante.

La acidez, gastritis e inflamación de la vesícula biliar, son consecuencias típicas de una alimentación excesiva, especialmente comidas grasosas y picantes que son extremadamente difíciles de digerir. Para empeorar las cosas, estas comidas usualmente se combinan con gaseosas poco saludables o alcohol, que tienen un efecto terrible en el tracto digestivo entero. La reacción natural del cuerpo es la inflamación de la vesícula, que es usualmente el caso con personas que tienen cálculos. Estos cálculos ocurren porque el cuerpo no puede excretar suficientes enzimas necesarias para la digestión. Estas enzimas son secretadas por células en el estómago e hígado, y guardadas en la vesícula biliar.

Nuestros hábitos alimenticios poco saludables usualmente no crean una reacción instantánea. Sin embargo, dejan efectos negativos a largo plazo, y contribuyen a los problemas vesiculares crónicos más tarde en la vida.

Es por esto que usted debería empezar a pensar en la salud de su vesícula en este momento, y hacer algo bueno por su cuerpo. Esta colección de jugos creará cambios positivos y saludables en su vida, impulsará su sistema inmune y ayudará a su tracto digestivo entero a trabajar apropiadamente. Son simples de hacer, sabrosos y están repletos de nutrientes que prevendrán condiciones futuras. Disfrute al menos uno de estos jugos por día.

49 RECETAS DE JUGOS PARA PREVENIR CÁLCULOS VESICULARES: ALIMENTE A SU CUERPO LO QUE NECESITA PARA DESHACERSE Y PREVENIR LOS CÁLCULOS VESICULARES

1.   Jugo de Brócoli y Coliflor

Ingredientes:

1 taza de brócoli, en trozos

1 cabeza de coliflor pequeña

1 puerro grande

1 taza de col rizada fresca, en trozos

1 manzana verde grande, sin centro

2 onzas de agua

Preparación:

Lavar el brócoli y trozarlo. Dejar a un lado.

Recortar las hojas externas de la coliflor. Trozar y dejar a un lado.

Lavar el puerro y trozar. Dejar a un lado.

Lavar la col rizada bajo agua fría y romper con las manos. Dejar a un lado.

Lavar la manzana y remover el centro. Trozar y dejar a un lado.

Procesar el brócoli, coliflor, puerro, col rizada y manzana en una juguera. Transferir a un vaso y añadir el agua.

Agregar cubos de hielo y servir inmediatamente.

Información nutricional por porción: Kcal: 233, Proteínas: 12.7g, Carbohidratos: 65.7g, Grasas: 2.3g

2.   Jugo de Hinojo y Verdes de Ensalada

Ingredientes:

1 bulbo de hinojo grande

1 taza de verdes de ensalada

1 puerro grande

1 taza de verdes de mostaza

1 manzana Granny Smith mediana, sin centro

1 pepino grande

Preparación:

Lavar el bulbo de hinojo y recortar las capas marchitas. Trozar y dejar a un lado.

Combinar los verdes de ensalada y de mostaza en una olla. Añadir 2 tazas de agua caliente y remojar 15 minutos. Colar y dejar a un lado.

Lavar el puerro y trozarlo. Dejar a un lado.

Lavar el pepino y cortarlo en rodajas gruesas. Dejar a un lado.

Lavar la manzana y remover el centro. Trozar y dejar a un lado.

Procesar el hinojo, verdes de ensalada, verdes de mostaza, puerro, pepino y manzana en una juguera.

Transferir a un vaso y añadir hielo antes de servir.

Información nutricional por porción: Kcal: 223, Proteínas: 9.6g, Carbohidratos: 67.9g, Grasas: 1.8g

3.   Jugo de Apio y Batata

Ingredientes:

1 taza de apio, en trozos

1 taza de batata, en trozos

1 taza de Acelga, en trozos

1 pepino grande

Un puñado de espinaca, en trozos

2 onzas de agua

Preparación:

Lavar el apio y trozarlo. Dejar a un lado.

Pelar la batata y trozarla. Rellenar un vaso medidor y reservar el resto.

Combinar la acelga y espinaca en un colador. Lavar bajo agua fría y romper con las manos. Colar y dejar a un lado.

Lavar el pepino y cortarlo en rodajas gruesas. Dejar a un lado.

Combinar el apio, batata, acelga, pepino y espinaca en una juguera, y pulsar. Transferir a un vaso y añadir el agua.

Refrigerar 10 minutos antes de servir.

Información nutricional por porción: Kcal: 156, Proteínas: 6.3g, Carbohidratos: 43.2g, Grasas: 0.8g

4.   Jugo de Alcachofa y Cebollas de Verdeo

Ingredientes:

1 alcachofa grande

½ taza de cebollas de verdeo, en trozos

1 taza de espárragos, recortados

1 pepino grande

1 manzana verde pequeña, sin centro

1 nudo de jengibre pequeño, 1 pulgada

Preparación:

Recortar las hojas externas de la alcachofa. Lavar y trozar. Dejar a un lado.

Poner las cebollas de verdeo en un colador y lavar bajo agua fría. Colar y trozar. Dejar a un lado.

Lavar los espárragos y recortar las puntas. Trozar y dejar a un lado.

Lavar el pepino y cortarlo en rodajas gruesas. Dejar a un lado.

Lavar la manzana y remover el centro. Trozar y dejar a un lado.

Pelar el nudo de jengibre y dejar a un lado.

Procesar la alcachofa, cebollas de verdeo, espárragos, pepino, manzana y jengibre en una juguera.

Transferir a un vaso y añadir hielo.

Servir inmediatamente.

Información nutricional por porción: Kcal: 181, Proteínas: 11.4g, Carbohidratos: 57.5g, Grasas: 1.1g

5.   Jugo de Fuji y Banana

Ingredientes:

1 manzana Fuji grande, sin centro

1 naranja grande

1 banana grande

1 calabacín mediano

2 onzas de agua

Preparación:

Lavar la manzana y remover el centro. Trozar y dejar a un lado.

Pelar la naranja y dividirla en gajos. Dejar a un lado.

Pelar la banana y trozarla. Dejar a un lado.

Pelar el calabacín y cortarlo por la mitad. Remover las semillas y trozar. Dejar a un lado.

Procesar la manzana, naranja, banana y calabacín en una juguera.

Transferir a un vaso y refrigerar 15 minutos antes de servir.

Información nutricional por porción: Kcal: 296, Proteínas: 6.5g, Carbohidratos: 86.8g, Grasas: 1.7g

6.   Jugo Dorado de Ananá

Ingredientes:

1 taza de trozos de ananá

1 naranja grande

1 limón grande

1 manzana Dorada Deliciosa pequeña, sin centro

1 taza de apio, en trozos

2 onzas de agua

1 cucharada de miel

Preparación:

Cortar la parte superior del ananá y pelarlo. Trozar y reservar el resto del ananá en la nevera.

Pelar la naranja y dividirla en gajos. Dejar a un lado.

Pelar el limón y cortarlo por la mitad. Dejar a un lado.

Lavar la manzana y remover el centro. Trozar y dejar a un lado.

Lavar el apio y trozarlo. Dejar a un lado.

Combinar el ananá, naranja, limón, manzana y apio en una juguera, y pulsar.

Transferir a un vaso y añadir el agua y la miel. Agregar hielo y servir inmediatamente.

Información nutricional por porción: Kcal: 284, Proteínas: 4.3g, Carbohidratos: 69.2g, Grasas: 0.9g

7.   Jugo de Cereza y Cantalupo

Ingredientes:

1 taza de cerezas

1 manzana verde grande, sin centro

1 taza de cantalupo, en trozos

1 zanahoria grande

2 onzas de agua

Preparación:

Poner las cerezas en un colador y lavar bajo agua fría. Colar y cortar por la mitad. Remover los carozos y dejar a un lado.

Lavar la manzana y remover el centro. Trozar y dejar a un lado.

Cortar el cantalupo por la mitad. Remover las semillas y cortar dos gajos grandes. Pelarlos y trozar. Reservar el resto en la nevera.

Lavar la zanahoria y cortar en rodajas gruesas. Dejar a un lado.

Combinar las cerezas, manzana, cantalupo y zanahoria en una juguera, y pulsar.

Transferir a un vaso y añadir el agua. Agregar hielo o refrigerar antes de servir.

Información nutricional por porción: Kcal: 249, Proteínas: 4.5g, Carbohidratos: 72.3g, Grasas: 1.1g

8.   Jugo de Papaya y Arándanos

Ingredientes:

1 papaya pequeña

1 taza de arándanos

1 naranja mediana

1 taza de sandía

1 pepino grande

2 onzas de agua

1 cucharada néctar de agave

Preparación:

Pelar la papaya y cortarla por la mitad. Remover las semillas y pulsa. Trozar y dejar a un lado.

Lavar los arándanos bajo agua fría. Colar y dejar a un lado.

Pelar la naranja y dividirla en gajos. Dejar a un lado.

Cortar la sandía por la mitad. Para una taza, necesitará un gajo grande. Pelarlo y trozar. Remover las semillas y dejar a un lado. Reservar el resto.

Lavar el pepino y cortarlo en rodajas gruesas. Dejar a un lado.

Procesar la papaya, arándanos, naranja, sandía y pepino en una juguera. Transferir a un vaso y añadir el agua y néctar de agave.

Agregar hielo y servir inmediatamente.

Información nutricional por porción: Kcal: 320, Proteínas: 6g, Carbohidratos: 76.2g, Grasas: 1.6g

9.   Jugo de Calabacín y Brócoli

Ingredientes:

1 calabacín grande

1 taza de brócoli, en trozos

3 puerros grandes, en trozos

1 taza de perejil fresco, en trozos

Un puñado de espinaca, en trozos

2 onzas de agua

Preparación:

Pelar el calabacín y cortarlo por la mitad. Remover las semillas y trozar. Dejar a un lado.

Lavar el brócoli y trozarlo. Dejar a un lado.

Lavar los puerros y trozarlos. Dejar a un lado.

Lavar el perejil y espinaca bajo agua fría. Dejar a un lado.

Combinar el calabacín, brócoli, puerros, perejil y espinaca en una juguera, y pulsar.

Transferir a un vaso y añadir el agua. Agregar hielo y servir inmediatamente.

Información nutricional por porción: Kcal: 225, Proteínas: 13.1g, Carbohidratos: 58.7g, Grasas: 2.7g

10.   Jugo de Frutillas y Arándanos Agrios

Ingredientes:

1 taza de frutillas

1 manzana Fuji grande, sin centro

1 taza de arándanos agrios

1 zanahoria grande

1 limón grande

1 naranja grande

Preparación:

Poner las frutillas y arándanos agrios en un colador, y lavar bajo agua fría. Colar y cortar por la mitad. Dejar a un lado.

Lavar la manzana y remover el centro. Trozar y dejar a un lado.

Lavar la zanahoria y cortar en rodajas gruesas. Dejar a un lado.

Pelar el limón y cortarlo por la mitad. Dejar a un lado.

Pelar la naranja y dividirla en gajos. Dejar a un lado.

Procesar las frutillas, manzana, arándanos agrios, zanahorias, limón y naranja en una juguera. Transferir a un vaso y añadir el agua.

Agregar algunos cubos de hielo o refrigerar 15 minutos antes de servir.

Información nutricional por porción: Kcal: 268, Proteínas: 5.6g, Carbohidratos: 89.1g, Grasas: 1.6g

11.   Jugo de Remolacha y Lima

Ingredientes:

3 remolachas grandes, recortadas

1 lima grande

1 pepino grande

2 tallos de apio, en trozos

1 nudo de jengibre pequeño, 1 pulgada

2 onzas de agua

Preparación:

Lavar las remolachas y recortar las partes verdes. Trozar y dejar a un lado.

Pelar la lima y cortarla por la mitad. Dejar a un lado.

Lavar el pepino y cortarlo en rodajas gruesas. Dejar a un lado.

Lavar el apio y trozarlo. Dejar a un lado.

Pelar el nudo de jengibre y dejar a un lado.

Combinar las remolachas, lima, pepino, apio y jengibre en una juguera, y pulsar. Transferir a un vaso y añadir el agua.

Refrigerar 20 minutos antes de servir.

Información nutricional por porción: Kcal: 140, Proteínas: 6.7g, Carbohidratos: 41.6g, Grasas: 0.9g

12.   Jugo de Coco y Moras

Ingredientes:

1 taza de moras

1 naranja grande

1 manzana amarilla grande

1 taza de menta fresca, en trozos

1 cucharada miel

3 onzas agua de coco

Preparación:

Poner las moras en un colador y lavar bajo agua fría. Colar y dejar a un lado.

Pelar la naranja y dividirla en gajos. Dejar a un lado.

Lavar la manzana y remover el centro. Trozar y dejar a un lado.

Poner la menta en un tazón y añadir una taza de agua tibia. Dejar reposar 15 minutos.

Combinar las moras, naranja, manzana y menta en una juguera, y pulsar.

Transferir a un vaso y añadir el agua de coco y miel. Agregar hielo y servir inmediatamente.

Información nutricional por porción: Kcal: 287, Proteínas: 5.3g, Carbohidratos: 88.4g, Grasas: 1.5g

13.   Jugo de Palta y Granada

Ingredientes:

1 taza de palta

1 taza de semillas de granada

1 pepino grande

1 zanahoria grande

¼ cucharadita de nuez moscada

3 onzas de agua

Preparación:

Pelar la palta y cortarla por la mitad. Remover el carozo y trozar. Dejar a un lado.

Cortar la parte superior de la granada y bajar hacia cada membrana blanca. Remover las semillas a un tazón y dejar a un lado.

Lavar el pepino y zanahoria. Cortar en rodajas gruesas y dejar a un lado.

Combinar la palta, semillas de granada, pepino y zanahoria en una juguera, y pulsar.

Transferir a un vaso y añadir el agua y nuez moscada. Agregar hielo y servir inmediatamente.

Información nutricional por porción: Kcal: 319, Proteínas: 7.1g, Carbohidratos: 46.9g, Grasas: 23.5g

14.   Jugo de Batata y Tomate

Ingredientes:

1 taza de batatas, en cubos

2 tomates Roma grandes

1 taza de Acelga, en trozos

1 taza de albahaca fresca, en trozos

1 taza de verdes de remolacha, en trozos

¼ cucharadita de Sal Himalaya

2 onzas de agua

Preparación:

Lavar los tomates y ponerlos en un tazón. Trozar y reservar el jugo. Dejar a un lado.

Pelar la batata y cortarla en cubos. Rellenar un vaso medidor y reservar el resto para otro jugo. Dejar a un lado.

Combinar la acelga, albahaca y verdes de remolacha en un colador, y lavar bajo agua fría. Colar y dejar a un lado.

Procesar los tomates, batata, acelga, albahaca y verdes de remolacha en una juguera.

Transferir a un vaso y añadir la sal y agua.

Refrigerar 20 minutos antes de servir.

Información nutricional por porción: Kcal: 157, Proteínas: 7.5g, Carbohidratos: 44.5g, Grasas: 1.1g

15.   Jugo de Cantalupo y Calabaza

Ingredientes:

1 taza de cantalupo, en trozos

1 taza de calabaza, en trozos

2 zanahorias grandes

1 pepino grande

¼ cucharadita de cúrcuma molida

2 onzas de agua

Preparación:

Cortar el cantalupo por la mitad. Remover las semillas y pulpa. Cortar dos gajos medianos y pelarlos. Trozar y dejar a un lado. Reservar el resto en la nevera.

Pelar la calabaza y remover las semillas. Cortar en cubos pequeños y reservar el resto en la nevera.

Lavar las zanahorias y pepino, y cortarlos en rodajas gruesas. Dejar a un lado.

Combinar el cantalupo, calabaza, zanahorias y pepino en una juguera, y pulsar.

Transferir a un vaso y añadir la cúrcuma y agua.

Refrigerar 10 minutos antes de servir.

Información nutricional por porción: Kcal: 182, Proteínas: 6g, Carbohidratos: 53.8g, Grasas: 1.1g

16. Jugo de Ananá y Ciruela

Ingredientes:

1 taza de trozos de ananá

3 ciruelas grandes, sin carozo

1 taza de sandía, en trozos

1 manzana Granny Smith grande, sin centro

2 onzas de agua de coco

Preparación:

Cortar la parte superior del ananá y pelarlo. Trozar y reservar el resto en la nevera.

Lavar las ciruelas y cortarlas por la mitad. Remover los carozos y dejar a un lado.

Cortar la sandía por la mitad. Para una taza, necesitará un gajo grande. Pelarlo y trozar. Remover las semillas y dejar a un lado. Reservar el resto.

Lavar la manzana y remover el centro. Trozar y dejar a un lado.

Combinar el ananá, ciruelas, sandía y manzana en una juguera, y pulsar.

Transferir a un vaso y añadir el agua de coco.

Agregar cubos de hielo y servir inmediatamente.

Información nutricional por porción: Kcal: 301, Proteínas: 4.1g, Carbohidratos: 83.7g, Grasas: 1.3g

17.   Jugo de Uva y Melón

Ingredientes:

1 taza de uvas verdes

1 taza de uvas rojas

1 gajo grande de melón dulce

1 banana grande

2 onzas de agua

Preparación:

Combinar las uvas verdes y rojas en un colador, y lavar bajo agua fría. Colar y dejar a un lado.

Cortar el melón por la mitad. Remover las semillas, cortar un gajo grande y pelarlo. Trozar y poner en un tazón. Reservar el resto del melón en la nevera.

Pelar la banana y trozarla. Dejar a un lado.

Combinar las uvas, melón y banana en una juguera.

Transferir a un vaso y añadir el agua. Agregar hielo antes de servir.

Información nutricional por porción: Kcal: 374, Proteínas: 4.4g, Carbohidratos: 105g, Grasas: 1.7g

18.   Jugo de Manzana y Menta

Ingredientes:

1 manzana roja grande, sin centro

1 zanahoria grande

1 pepino grande

1 naranja grande

1 taza de menta fresca

Preparación:

Lavar la manzana y remover el centro. Trozar y dejar a un lado.

Lavar la zanahoria y pepino. Cortar en rodajas gruesas y dejar a un lado.

Pelar la naranja y dividirla en gajos. Dejar a un lado.

Lavar la menta y colarla. Ponerla en un tazón y añadir 1 taza de agua caliente. Dejar reposar 10 minutos. Colar y dejar a un lado.

Combinar la manzana, zanahoria, pepino, naranja y menta en una juguera, y pulsar. Transferir a un vaso y añadir cubos de hielo.

Servir inmediatamente.

Información nutricional por porción: Kcal: 268, Proteínas: 6g, Carbohidratos: 79.7g, Grasas: 1.5g

19.   Jugo de Cereza y Coliflor

Ingredientes:

1 taza de cerezas

1 cabeza de coliflor pequeña

1 naranja grande

1 zanahoria grande

1 cucharada de miel

2 onzas de agua

Preparación:

Lavar las cerezas bajo agua fría. Colar y cortar por la mitad. Remover los carozos y dejar a un lado.

Recortar las hojas externas de la coliflor. Lavar y trozar. Dejar a un lado.

 Pelar la naranja y dividirla en gajos. Dejar a un lado.

Lavar la zanahoria y cortar en rodajas gruesas. Dejar a un lado.

Procesar las cerezas, coliflor, naranja y zanahoria en una juguera. Transferir a un vaso y añadir la miel y agua.

Agregar algunos cubos de hielo o refrigerar 10 minutos antes de servir.

Información nutricional por porción: Kcal: 219, Proteínas: 9.1g, Carbohidratos: 66.3g, Grasas: 1.4g

20.   Jugo de Frutilla y Arándanos Agrios

Ingredientes:

1 taza de frutillas, en trozos

1 taza de arándanos agrios

1 manzana verde grande, sin centro

1 taza de col rizada fresca

1 pepino grande

Preparación:

Combinar las frutillas y arándanos agrios en un colador y lavar bajo agua fría. Colar y cortar las frutillas por la mitad. Dejar a un lado.

Lavar la manzana y remover el centro. Trozar y dejar a un lado.

Lavar la col rizada bajo agua fría y colar. Romper con las manos y dejar a un lado.

Lavar el pepino y cortarlo en rodajas gruesas. Dejar a un lado.

Procesar las frutillas, arándanos agrios, manzana, col rizada y pepino. Transferir a un vaso y añadir algunos cubos de hielo antes de servir.

Información nutricional por porción: Kcal: 229, Proteínas: 7.4g, Carbohidratos: 72g, Grasas: 1.9g

21.   Jugo de Mango y Pomelo

Ingredientes:

1 taza de trozos de mango

1 zanahoria grande

1 pomelo grande

1 limón grande

1 pera pequeña, sin centro

2 onzas de agua

Preparación:

Lavar el mango y trozarlo. Rellenar un vaso medidor y reservar el resto para otro jugo. Dejar a un lado.

Lavar la zanahoria y cortar en rodajas gruesas. Dejar a un lado.

Pelar el pomelo y dividirlo en gajos. Dejar a un lado.

Pelar el limón y cortarlo por la mitad. Dejar a un lado.

Lavar la pera y remover el centro. Trozar y dejar a un lado.

Procesar el mango, zanahoria, pomelo, limón y pera en una juguera.

Transferir a un vaso y añadir el agua. Agregar cubos de hielo o refrigerar 10 minutos antes de servir.

Información nutricional por porción: Kcal: 297, Proteínas: 5.7g, Carbohidratos: 92.7g, Grasas: 1.7g

22.   Jugo de Kiwi y Palta

Ingredientes:

3 kiwis grandes, sin piel

1 taza de trozos de palta

1 pepino grande

1 taza de menta fresca

¼ cucharadita de extracto de vainilla

3 onzas de agua

Preparación:

Pelar los kiwis y cortarlos por la mitad. Dejar a un lado.

Pelar la palta y cortarla por la mitad. Remover el carozo y trozar. Reservar el resto. Dejar a un lado.

Lavar el pepino y cortarlo en rodajas gruesas. Dejar a un lado.

Lavar la menta bajo agua fría. Dejar a un lado.

Combinar los kiwis, palta, pepino y menta en una juguera, y pulsar. Transferir a un vaso y añadir el agua y extracto de vainilla.

Agregar hielo y servir inmediatamente.

Información nutricional por porción: Kcal: 351, Proteínas: 8.3g, Carbohidratos: 57.8g, Grasas: 23.6g

23.   Jugo de Alcachofa y Guisantes

Ingredientes:

1 alcachofa grande

1 taza de guisantes verdes

1 taza de verdes de ensalada, en trozos

1 manzana mediana, sin centro

1 taza de zanahorias, en rodajas

¼ cucharadita de Sal Himalaya

2 onzas de agua

Preparación:

Recortar las capas externas de la alcachofa. Lavar y trozar. Dejar a un lado.

Poner los guisantes en un colador bajo agua fría. Colar y dejar a un lado.

Lavar los verdes de ensalada y romper con las manos. Dejar a un lado.

Lavar las zanahorias y cortar en rodajas finas. Rellenar un vaso medidor y reservar el resto. Dejar a un lado.

Procesar la alcachofa, guisantes verdes, verdes de ensalada y zanahoria en una juguera. Transferir a un vaso y refrigerar 10 minutos antes de servir.

Información nutricional por porción: Kcal: 250, Proteínas: 16.2g, Carbohidratos: 74.9g, Grasas: 1.7g

24.   Jugo de Frijoles Verdes y Col Rizada

Ingredientes:

1 taza de frijoles verdes, en trozos

1 taza de col rizada fresca, en trozos

1 manzana grande, sin centro

1 taza de lechuga roja, en trozos

1 lima grande

1 pimiento rojo grande

1 nudo de jengibre pequeño, 1 pulgada

3 onzas de agua

Preparación:

Lavar los frijoles verdes y trozar. Dejar a un lado.

Combinar la col rizada y lechuga roja en un colador y lavar bajo agua fría. Romper con las manos y dejar a un lado.

Lavar la manzana y remover el centro. Trozar y dejar a un lado.

Pelar la lima y cortarla por la mitad. Dejar a un lado.

Lavar el pimiento rojo y cortarlo por la mitad. Remover las semillas y trozar. Dejar a un lado.

Pelar el nudo de jengibre y dejar a un lado.

Procesar los frijoles verdes, col rizada, lechuga roja, manzana, lima, pimiento rojo y jengibre en una juguera.

Transferir a un vaso y añadir el agua. Agregar hielo y servir inmediatamente.

Información nutricional por porción: Kcal: 194, Proteínas: 7.1g, Carbohidratos: 52.9g, Grasas: 1.7g

25.   Jugo de Cantalupo y Manzana

Ingredientes:

2 tazas de cantalupo, en trozos

1 manzana Fuji grande, sin centro

1 zanahoria grande

1 naranja grande

1 limón grande

Preparación:

Cortar el cantalupo por la mitad. Remover las semillas y pulpa. Necesitará 4 gajos grandes para 2 tazas. Cortarlos y pelarlos. Trozar y dejar a un lado. Reservar el resto en la nevera.

Lavar la manzana y remover el centro. Trozar y dejar a un lado.

Pelar la naranja y limón. Dividir la naranja en gajos y cortar el limón por la mitad. Dejar a un lado.

Procesar el cantalupo, manzana, zanahoria, naranja y limón en una juguera.

Transferir a un vaso y añadir algunos cubos de hielo antes de servir.

Información nutricional por porción: Kcal: 291, Proteínas: 6.5g, Carbohidratos: 87.4g, Grasas: 1.5g

26. Jugo de Espárragos y Calabacín

Ingredientes:

1 taza de espárragos, recortados

1 calabacín grande

1 taza de verdes de ensalada

1 limón grande

2 puerros grandes

¼ cucharadita de Sal Himalaya

2 onzas de agua

Preparación:

Lavar los espárragos y recortar las puntas. Trozar y dejar a un lado.

Pelar el calabacín y cortarlo por la mitad. Remover las semillas y trozar. Dejar a un lado.

Lavar los verdes de ensalada bajo agua fría. Colar y romper con las manos. Dejar a un lado.

Pelar el limón y cortarlo por la mitad. Dejar a un lado.

Lavar los puerros y trozarlos. Dejar a un lado.

Combinar los espárragos, calabacín, verdes de ensalada, limón y puerros en una juguera, y pulsar.

Transferir a un vaso y añadir la sal y agua.

Refrigerar 15 minutos antes de servir.

Información nutricional por porción: Kcal: 171, Proteínas: 11.2g, Carbohidratos: 47.8g, Grasas: 2.1g

27.   Jugo de Apio y Zanahoria

Ingredientes:

2 tazas de apio, en trozos

3 zanahorias grandes

1 pepino grande

1 taza de batatas, en cubos

1 nudo de jengibre pequeño, 1 pulgada

Preparación:

Lavar el apio y trozarlo. Dejar a un lado.

Lavar las zanahorias y pepino. Cortar en rodajas gruesas y dejar a un lado.

Pelar la batata y cortarla en cubos. Rellenar un vaso medidor y reservar el resto para otro jugo. Dejar a un lado.

Pelar el nudo de jengibre y dejar a un lado.

Procesar el apio, zanahoria, pepino, batata y jengibre en una juguera.

Transferir a un vaso y refrigerar 10 minutos antes de servir.

Información nutricional por porción: Kcal: 228, Proteínas: 7.6g, Carbohidratos: 65.4g, Grasas: 1.3g

28.   Jugo de Ananá y Brócoli

Ingredientes:

1 taza de trozos de ananá

1 taza de brócoli

2 tazas de uvas verdes

1 manzana Granny Smith grande

2 onzas de agua de coco

1 cucharadita de miel

Preparación:

Cortar la parte superior del ananá y pelarlo. Trozar y reservar el resto en la nevera.

Lavar el brócoli y trozarlo. Dejar a un lado.

Poner las uvas en un colador y lavar bajo agua fría. Colar y dejar a un lado.

Lavar la manzana y remover el centro. Trozar y dejar a un lado.

Combinar los trozos de ananá, brócoli, uvas y manzana en una juguera, y pulsar.

Transferir a un vaso y añadir el agua de coco y miel. Revolver y agregar hielo antes de servir.

Información nutricional por porción: Kcal: 358, Proteínas: 5.5g, Carbohidratos: 97.3g, Grasas: 1.6g

29.   Jugo de Calabaza y Granada

Ingredientes:

2 tazas de calabaza, en trozos

1 taza de semillas de granada

1 limón grande

1 naranja grande

1 taza de apio, en trozos

2 onzas de agua

Preparación:

Pelar la calabaza y remover las semillas. Cortar en cubos pequeños y reservar el resto en la nevera.

Cortar la parte superior de la granada y bajar hacia las membranas blancas. Remover las semillas a un tazón mediano.

Pelar el limón y naranja. Dividir la naranja en gajos y cortar el limón por la mitad. Dejar a un lado.

Lavar el apio y trozarlo. Dejar a un lado.

Combinar la calabaza, semillas de granada, limón, naranja y apio en una juguera, y pulsar.

Transferir a un vaso y añadir el agua. Agregar cubos de hielo y servir inmediatamente.

Información nutricional por porción: Kcal: 251, Proteínas: 7.3g, Carbohidratos: 79g, Grasas: 1.8g

30. Jugo de Verdes de Ensalada y Zanahoria

Ingredientes:

3 tazas de verdes de ensalada, en trozos

2 zanahorias grandes

1 batata mediana, en cubos

1 pepino grande

1 taza de albahaca fresca, en trozos

Preparación:

Combinar los verdes de ensalada y albahaca en un colador. Lavar bajo agua fría y colar. Romper con las manos y dejar a un lado.

Lavar las zanahorias y pepino, y cortarlos en rodajas gruesas. Dejar a un lado.

Pelar la batata y cortar en cubos. Dejar a un lado.

Procesar los verdes de ensalada, zanahorias, batata, pepino y albahaca en una juguera. Transferir a un vaso y refrigerar 15 minutos o agregar hielo y servir inmediatamente.

Información nutricional por porción: Kcal: 201, Proteínas: 9.3g, Carbohidratos: 57.3g, Grasas: 1.5g

31.   Jugo de Pomelo y Ciruela

Ingredientes:

1 pomelo grande

1 taza de mango, en trozos

3 ciruelas grandes, sin carozo

1 manzana verde mediana, sin centro

2 onzas de agua de coco

Algunas hojas de menta

Preparación:

Pelar el pomelo y dividirlo en gajos. Dejar a un lado.

Lavar el mango y trozarlo. Rellenar un vaso medidor y reservar el resto en la nevera. Dejar a un lado.

Lavar las ciruelas y cortarlas por la mitad. Remover los carozos y trozar. Dejar a un lado.

Lavar la manzana y remover el centro. Trozar y dejar a un lado.

Procesar el pomelo, mango, ciruelas y manzana en una juguera. Transferir a un vaso y añadir el agua de coco.

Agregar algunos cubos de hielo y decorar con menta.

Servir inmediatamente.

Información nutricional por porción: Kcal: 211, Proteínas: 9.3g, Carbohidratos: 59.3g, Grasas: 1.5g

32.   Jugo de Pera y Kiwi

Ingredientes:

2 peras grandes, sin centro

1 kiwi grande

1 pepino grande

1 zanahoria grande

2 onzas de agua

1 cucharada de miel líquida

Preparación:

Lavar las peras y remover el centro. Trozar y dejar a un lado.

Pelar el kiwi y cortarlo por la mitad. Dejar a un lado.

Lavar la zanahoria y pepino, y cortar en rodajas gruesas. Dejar a un lado.

Combinar las peras, kiwi, zanahoria y pepino en una juguera, y pulsar. Transferir a un vaso y añadir algunos cubos de hielo antes de servir.

Información nutricional por porción: Kcal: 361, Proteínas: 5.1g, Carbohidratos: 109g, Grasas: 1.5g

33.   Jugo de Cítricos y Espárragos

Ingredientes:

1 taza de espárragos, recortados

1 naranja grande

1 taza de uvas verdes

1 limón grande

1 lima grande

3 onzas de agua

Preparación:

Lavar los espárragos y recortar las puntas. Trozar y dejar a un lado.

Pelar la naranja y dividirla en gajos. Dejar a un lado.

Lavar las uvas verdes bajo agua fría. Colar y dejar a un lado.

Pelar el limón y lima, y cortarlos por la mitad. Dejar a un lado.

Procesar los espárragos, naranja, uvas, limón y lima en una juguera.

Transferir a un vaso y añadir el agua. Agregar hielo y servir inmediatamente.

Información nutricional por porción: Kcal: 361, Proteínas: 5.1g, Carbohidratos: 109g, Grasas: 1.5g

34.   Jugo de Brotes de Bruselas y Nabo

Ingredientes:

2 tazas de Brotes de Bruselas, por la mitad

1 taza de verdes de nabo, en trozos

3 rábanos grandes, recortados

3 puerros grandes, en trozos

1 pepino grande

2 onzas de agua

Preparación:

Lavar los brotes de Bruselas y remover las capas externas. Cortar por la mitad y dejar a un lado.

Lavar los verdes de nabo bajo agua fría. Colar y romper con las manos. Dejar a un lado.

Lavar los rábanos y recortar las partes verdes. Dejar a un lado.

Lavar los puerros y trozar. Dejar a un lado.

Lavar el pepino y cortarlo en rodajas gruesas. Dejar a un lado.

Combinar los brotes de Bruselas, verdes de nabo, rábanos, puerros y pepino en una juguera, y pulsar. Transferir a un vaso y añadir el agua.

Refrigerar 10 minutos antes de servir.

Información nutricional por porción: Kcal: 247, Proteínas: 12.9g, Carbohidratos: 69.3g, Grasas: 1.8g

35.   Jugo de Repollo Morado y Mango

Ingredientes:

2 manzanas Fuji grandes, sin centro

1 taza de repollo morado, en trozos

1 taza de mango, en trozos

1 taza de albahaca fresca, en trozos

1 zanahoria pequeña

¼ cucharadita de jengibre, molido

Preparación:

Lavar las manzanas y remover el centro. Trozar y dejar a un lado.

Combinar el repollo y albahaca en un colador. Lavar bajo agua fría y romper con las manos. Dejar a un lado.

Lavar el mango y trozar. Rellenar un vaso medidor y reservar el resto. Dejar a un lado.

Lavar la zanahoria y cortar en rodajas gruesas. Dejar a un lado.

Procesar las manzanas, repollo morado, mango, albahaca y zanahorias en una juguera. Transferir a un vaso y añadir el jengibre.

Refrigerar 10-15 minutos antes de servir.

Información nutricional por porción: Kcal: 319, Proteínas: 5.6g, Carbohidratos: 92.7g, Grasas: 1.8g

36.   Jugo de Tomate y Coliflor

Ingredientes:

2 tomates medianos

1 pimiento rojo grande, en trozos

1 taza de coliflor

1 lima grande

3 onzas de agua

1 cucharadita de romero fresco, picado

Preparación:

Lavar los tomates y ponerlos en un tazón. Cortar en cuartos y reservar el jugo. Dejar a un lado.

Lavar los pimientos y cortarlos por la mitad. Remover las semillas y cortar en rodajas pequeñas. Dejar a un lado.

Recortar las hojas externas de la coliflor. Lavar y trozar. Reservar el resto en la nevera.

Pelar la lima y cortarla por la mitad. Dejar a un lado.

Combinar los tomates, pimientos rojos, coliflor y lima en una juguera, y pulsar.

Transferir a un vaso y añadir el jugo de tomate y agua. Rociar con romero fresco y refrigerar 10 minutos antes de servir.

Información nutricional por porción: Kcal: 98, Proteínas: 6g, Carbohidratos: 28.5g, Grasas: 1.3g

37.   Jugo de Arándanos y Banana

Ingredientes:

2 tazas de arándanos

1 banana grande

1 manzana Dorada Deliciosa pequeña, sin centro

1 pepino grande

2 onzas de agua

Preparación:

Poner los arándanos en un colador y lavar bajo agua fría. Colar y dejar a un lado.

Pelar la banana y trozarla. Dejar a un lado.

Lavar la manzana y remover el centro. Trozar y dejar a un lado.

Lavar el pepino y cortarlo en rodajas gruesas. Dejar a un lado.

Procesar los arándanos, banana, manzana y pepino en una juguera. Transferir a un vaso y añadir hielo antes de servir.

Información nutricional por porción: Kcal: 348, Proteínas: 6g, Carbohidratos: 102g, Grasas: 1.9g

38.   Jugo de Lechuga Romana y Alcachofa

Ingredientes:

3 tazas de Lechuga romana

1 taza de espinaca, en trozos

1 alcachofa mediana

1 gajo grande de melón dulce

1 manzana verde pequeña, sin centro

2 zanahorias grandes

2 onzas de agua

Preparación:

Lavar la lechuga y espinaca bajo agua fría y dejar a un lado.

Recortar las capas externas de la alcachofa. Trozar y dejar a un lado.

Cortar el melón por la mitad. Remover las semillas. Cortar un gajo grande y pelarlo. Trozar y rellenar un vaso medidor. Reservar el resto en la nevera.

Lavar la manzana y remover el centro. Trozar y dejar a un lado.

Lavar las zanahorias y cortar en rodajas gruesas. Dejar a un lado.

Combinar la lechuga, alcachofa, melón, manzana y zanahorias en una juguera, y pulsar. Transferir a un vaso y añadir el agua.

Agregar hielo y servir inmediatamente.

Información nutricional por porción: Kcal: 213, Proteínas: 9.6g, Carbohidratos: 67.1g, Grasas: 1.5g

39.   Jugo de Cantalupo y Calabaza

Ingredientes:

2 tazas de cantalupo

1 taza de zapallo calabaza, en trozos

1 taza de frambuesas

1 damasco grande

1 kiwi grande

Preparación:

Cortar el cantalupo por la mitad. Remover las semillas y pulpa. Cortar dos gajos y pelarlos. Trozar y dejar a un lado. Reservar el resto en la nevera.

Lavar el zapallo calabaza y cortarlo por la mitad. Remover las semillas. Trozar y dejar a un lado. Reservar el resto para otro jugo.

Lavar las frambuesas bajo agua fría y dejar a un lado.

Lavar el damasco y cortarlo por la mitad. Remover el carozo y trozar. Dejar a un lado.

Pelar el kiwi y cortarlo por la mitad. Dejar a un lado.

Procesar el cantalupo, zapallo calabaza, frambuesas, damascos y kiwi en una juguera.

Transferir a un vaso y añadir hielo antes de servir.

Información nutricional por porción: Kcal: 193, Proteínas: 6.6g, Carbohidratos: 59.1g, Grasas: 2.3g

40.   Jugo de Chirivías y Pimiento

Ingredientes:

2 tazas de chirivías

1 pimiento verde grande

1 taza de Acelga, en trozos

1 pepino grande

1 nudo de jengibre, 1 pulgada

2 onzas de agua

Preparación:

Lavar las chirivías y recortar las partes verdes. Trozar y dejar a un lado.

Lavar el pimiento y cortarlo por la mitad. Remover las semillas y cortar en rodajas finas. Dejar a un lado.

Lavar la acelga y romper con las manos. Dejar a un lado.

Pelar el jengibre y dejar a un lado.

Procesar las chirivías, pimiento, acelga, pepino y nudo de jengibre en una juguera.

Transferir a un vaso y añadir el agua.

Agregar hielo y servir inmediatamente.

Información nutricional por porción: Kcal: 219, Proteínas: 7.3g, Carbohidratos: 68.8g, Grasas: 1.5g

41.   Jugo de Durazno y Arándanos Agrios

Ingredientes:

1 durazno grande

1 taza de arándanos agrios

2 manzanas Granny Smith pequeñas

1 taza de uvas

2 onzas de agua

Preparación:

Lavar el durazno y cortarlo por la mitad. Remover el carozo y trozar. Dejar a un lado.

Lavar los arándanos agrios y uvas bajo agua fría, y dejar a un lado.

Lavar las manzanas y remover el centro. Trozar y dejar a un lado.

Combinar el durazno, arándanos agrios, manzana y uvas en una juguera, y pulsar. Trasferir a un vaso y añadir hielo.

Servir inmediatamente.

Información nutricional por porción: Kcal: 284, Proteínas: 2.8g, Carbohidratos: 85g, Grasas: 1.4g

42.   Jugo de Papaya y Pomelo

Ingredientes:

1 taza de papaya, en trozos

1 pomelo grande

1 pepino grande

1 manzana verde pequeña

2 onzas de agua de coco

Preparación:

Pelar la papaya y cortarla por la mitad. Remover las semillas y pulpa. Trozar y rellenar un vaso medidor. Reservar el resto. Dejar a un lado.

Pelar el pomelo y dividirlo en gajos. Dejar a un lado.

Lavar el pepino y cortarlo en rodajas gruesas. Dejar a un lado.

Lavar la manzana y remover el centro. Trozar y dejar a un lado.

Procesar la papaya, pomelo, pepino y manzana en una juguera. Transferir a un vaso y añadir el agua de coco.

Agregar algunos cubos de hielo y servir inmediatamente.

Información nutricional por porción: Kcal: 246, Proteínas: 5.1g, Carbohidratos: 72.4g, Grasas: 1.3g

43.   Jugo de Granada y Frutilla

Ingredientes:

1 taza de semillas de granada

1 taza de frutillas

1 manzana verde grande

1 naranja grande

Un puñado de espinaca

2 onzas de agua

Preparación:

Cortar la parte superior de la granada y bajar hacia las membranas blancas. Remover las semillas a un tazón mediano.

Lavar las frutillas y cortarlas por la mitad. Dejar a un lado.

Lavar la manzana y remover el centro. Trozar y dejar a un lado.

Lavar la espinaca y romper con las manos. Dejar a un lado.

Pelar la naranja y dividirla en gajos. Dejar a un lado.

Procesar las semillas de granada, frutillas, manzana, espinaca y naranja en una juguera. Transferir a un vaso y añadir el agua.

Refrigerar 15 minutos antes de servir.

Información nutricional por porción: Kcal: 266, Proteínas: 6.1g, Carbohidratos: 80.8g, Grasas: 2.2g

44.   Jugo de Frijoles Verdes y Calabacín

Ingredientes:

1 taza de frijoles verdes, en trozos

1 calabacín grande, en trozos

1 taza de batatas

1 limón grande

¼ cucharadita de Sal Himalaya

2 onzas de agua

Preparación:

Lavar los frijoles verdes y trozar. Dejar a un lado.

Pelar el calabacín y cortarlo por la mitad. Remover las semillas y trozar. Dejar a un lado.

Pelar las batatas y cortar en cubos pequeños. Rellenar un vaso medidor y reservar el resto. Dejar a un lado.

Pelar el limón y cortarlo por la mitad. Dejar a un lado.

Procesar los frijoles verdes, calabacín, batatas y limón en una juguera, y añadir el agua.

Agregar hielo o refrigerar antes de servir.

Información nutricional por porción: Kcal: 171, Proteínas: 7.6g, Carbohidratos: 46g, Grasas: 1.3g

45. Jugo de Col Rizada y Pepino

Ingredientes:

3 tazas de col rizada fresca, en trozos

1 pepino grande

1 ciruela grande

1 manzana verde pequeña, sin centro

1 cucharada de miel

2 onzas de agua

Preparación:

Lavar la col rizada bajo agua fría. Colar y dejar a un lado.

Lavar el pepino y cortarlo en rodajas gruesas. Dejar a un lado.

Lavar la ciruela y cortarla por la mitad. Remover el carozo y trozar. Dejar a un lado.

Lavar la manzana y remover el centro. Trozar y dejar a un lado.

Combinar la col rizada, pepino, ciruela y manzana en una juguera, y pulsar. Transferir a un vaso y añadir la miel y agua.

Información nutricional por porción: Kcal: 262, Proteínas: 11.6g, Carbohidratos: 72.6g, Grasas: 2.6g

46.   Jugo de Mango y Remolacha

Ingredientes:

1 taza de mango, en trozos

3 remolachas grandes, recortadas

1 manzana pequeña, sin centro

1 taza de brócoli

3 onzas de agua de coco

Preparación:

Lavar el mango y trozarlo. Rellenar un vaso medidor y reservar el resto para otro jugo. Dejar a un lado.

Lavar las remolachas y recortar las partes verdes. Trozar y dejar a un lado.

Lavar la manzana y remover el centro. Trozar y dejar a un lado.

Lavar el brócoli y trozarlo. Dejar a un lado.

Combinar el mango, remolacha, manzana y brócoli en una juguera, y pulsar.

Transferir a un vaso y añadir hielo antes de servir.

Información nutricional por porción: Kcal: 260, Proteínas: 8.2g, Carbohidratos: 71.8g, Grasas: 1.6g

47.   Jugo de Cereza y Manzana

Ingredientes:

1 taza de cerezas

1 manzana pequeña, sin centro

1 zanahoria grande

1 naranja grande

1 limón grande

2 onzas de agua

Preparación:

Lavar las cerezas y cortarlas por la mitad. Remover los carozos y dejar a un lado.

Lavar la manzana y remover el centro. Trozar y dejar a un lado.

Lavar la zanahoria y cortar en rodajas gruesas. Dejar a un lado.

Pelar el limón y la naranja. Cortar el limón por la mitad y la naranja en gajos. Dejar a un lado.

Combinar las cerezas, manzana, zanahoria, limón y naranja en una juguera, y pulsar. Transferir a un vaso y añadir hielo antes de servir.

Información nutricional por porción: Kcal: 253, Proteínas: 5.3g, Carbohidratos: 78.2g, Grasas: 1.1g

48.   Jugo de Calabaza y Ananá

Ingredientes:

1 taza de calabaza, en trozos

1 taza de damasco, en trozos

1 taza de trozos de ananá

1 calabacín mediano

1 manzana mediana, sin centro

2 onzas de agua

Preparación:

Pelar la calabaza y cortarla por la mitad. Remover las semillas. Cortar un gajo grande y pelarlo. Trozar y dejar a un lado. Reservar el resto.

Lavar los damascos y cortarlos por la mitad. Remover los carozos y trozar. Rellenar un vaso medidor y reservar el resto. Dejar a un lado.

Cortar la parte superior del ananá y pelarlo. Trozar y reservar el resto en la nevera.

Pelar el calabacín y cortarlo por la mitad. Remover las semillas y cortar en cubos. Dejar a un lado.

Lavar la manzana y remover el centro. Trozar y dejar a un lado.

Procesar la calabaza, damascos, ananá, calabacín y manzana en una juguera.

Transferir a un vaso y añadir el agua. Agregar hielo y servir inmediatamente.

Información nutricional por porción: Kcal: 272, Proteínas: 7.2g, Carbohidratos: 76.6g, Grasas: 1.8g

49.   Jugo de Kiwi y Sandía

Ingredientes:

3 kiwis grandes

2 tazas de sandía, en trozos

3 frutillas grandes, por la mitad

1 naranja grande

2 onzas de agua de coco

Preparación:

Pelar los kiwis y cortarlos por la mitad. Dejar a un lado.

Cortar la sandía por la mitad. Para dos tazas, necesitará dos gajos grandes. Pelarlos y trozarlos. Remover las semillas y dejar a un lado. Reservar el resto para otro jugo.

Lavar las frutillas y cortarlas por la mitad. Dejar a un lado.

Pelar la naranja y dividirla en gajos. Dejar a un lado.

Combinar los kiwis, sandía, frutillas y naranja en una juguera, y pulsar. Transferir a un vaso y añadir el agua de coco.

Agregar cubos de hielo y servir inmediatamente.

Información nutricional por porción: Kcal: 280, Proteínas: 6.3g, Carbohidratos: 81.1g, Grasas: 1.9g

OTROS TITULOS DE ESTE AUTOR

70 Recetas De Comidas Efectivas Para Prevenir Y Resolver Sus Problemas De Sobrepeso: Queme Calorías Rápido Usando Dietas Apropiadas y Nutrición Inteligente

Por

Joe Correa CSN

48 Recetas De Comidas Para Eliminar El Acné: ¡El Camino Rápido y Natural Para Reparar Sus Problemas de Acné En 10 Días O Menos!

Por

Joe Correa CSN

41 Recetas De Comidas Para Prevenir el Alzheimer: ¡Reduzca El Riesgo de Contraer La Enfermedad de Alzheimer De Forma Natural!

Por

Joe Correa CSN

70 Recetas De Comidas Efectivas Para El Cáncer De Mama: Prevenga Y Combata El Cáncer De Mama Con una Nutrición Inteligente y Alimentos Poderosos

Por

Joe Correa CSN

www.ingramcontent.com/pod-product-compliance
Lightning Source LLC
Chambersburg PA
CBHW030257030426
42336CB00009B/414